STUDIOS

TALMA

Du même auteur :
– *Prières de guérison de l'Empereur Jaune*

Avertissement. Le contenu de ce livre ne peut en aucun cas se substituer à un avis, diagnostic ou traitement médical professionnel. Vous devez toujours consulter des professionnels de la santé et suivre leur avis sans délai quel que soit le contenu de ce livre, qui n'est pas médical. Nous ne pouvons donc aucunement être tenus pour responsables des conséquences éventuelles qu'il pourrait engendrer. Chaque lecteur assume le risque et la responsabilité pour l'ensemble de ses actions et choix.

ISBN : 978-1-913191-38-2

Talma Studios International Ltd.
Clifton House, Fitzwilliam St Lower
Dublin 2 – Ireland
www.talmastudios.com
info@talmastudios.com

Amaya Chu Shen

PRIÈRES DE VIE
DE L'EMPEREUR JAUNE

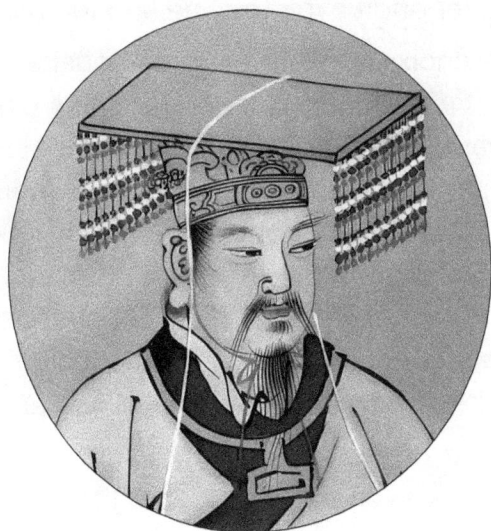

STUDIOS
TALMA

Présentation

Des êtres exceptionnels apparaissent à toutes les époques, notamment dans le domaine de la santé. Alors, pourquoi ne pas essayer de nous connecter à eux pour faire bénéficier l'Humanité de leur lumière, même longtemps après leur départ ?

Évidemment, ce projet semblera insensé à tout esprit limité par la raison, mais pourquoi ne pas oser lorsque l'enjeu est le bien-être de tous ?

Hildegarde de Bingen (1098-1179) s'imposa en priorité : bien que mal connue du grand public, elle fait partie des personnages les plus fascinants de tous les temps, en témoignent, entre autres, ses œuvres qui font d'elle la première naturopathe européenne de l'histoire. La communication fut fluide, mais elle nous répondit avoir terminé son temps.

Ensuite, notre choix se porta avec enthousiasme vers l'Empereur Jaune (黄帝, Huángdì), le premier des cinq empereurs mythiques ayant vécu au IIIe millénaire avant Jésus-Christ, considéré comme le père de la civilisation chinoise. Des livres majeurs lui sont attribués, dont les *Quatre Livres de Huangdi* (黃帝四經), mais, surtout, par rapport à notre objectif de santé universelle, le *Huangdi Neijing* (黃帝内经) ou *Classique interne de l'Empereur Jaune*, qui fonde la médecine traditionnelle chinoise. En effet, Huángdì est réputé en être le créateur.

Aussi surprenant que cela puisse paraître, « il » nous répondit. Quelle preuve avons-nous qu'il s'agisse bien de lui ? La réponse coule de source : « Aucune. » Tout simplement parce que nous ne nous situons pas dans le champ de la recherche scientifique, où l'on doit reproduire des expériences dans les mêmes conditions pour obtenir le même résultat. De plus, ce qui nous intéresse est le résultat, pas l'explication, car elle nous transcende. D'ailleurs, la situation est facile à comprendre puisqu'elle se déroule en trois actes : 1. nous avons demandé à un être ayant quitté ce monde depuis des millénaires d'aider l'Humanité sur le plan de la santé ; 2. nous avons reçu des réponses ; 3. nous les livrons.

Elles sont arrivées sous plusieurs formes, dont ces *Prières de vie de l'Empereur Jaune*. Nous ne les avons pas spécifiquement sollicitées, puisque notre question initiale était simplement : « Empereur Jaune, peux-tu aider l'Humanité à aller mieux ? » Ainsi que vous le découvrirez, elles incluent d'autres thématiques que la santé, et n'ont rien de religieux, car elles ne sont pas à la gloire de Huángdì, qui n'y est jamais invoqué.

Nous les avons testées, sur nous d'abord. Puis nos proches ont essayé aussi, avant que nous les proposions au public. Pour autant, nous n'avons pas ajouté leur témoignage : nous les considérons sans valeur pour le lecteur, car seule compte l'expérience personnelle en la matière. En effet, si telle prière a fonctionné pour telle personne dans telles circonstances – d'ailleurs, qui peut affirmer qu'elle en est réellement la cause ? –, il n'y a aucune garantie de résultat pour quiconque et sur quelque sujet que ce soit. En conséquence, il est hors de question d'abandonner vos traitements médicaux et vos soins habituels, d'autant plus que nous ne vous demandons pas de nous croire : nous relatons seulement ce processus que nous avons initié et partageons ces prières telles qu'elles sont arrivées. À chacun(e) de les découvrir et d'en décider l'usage.

Enfin, sachez que ces échanges ont été accompagnés de moments magiques, d'émotions indescriptibles et de synchronicités inexplicables. Notre souhait le plus profond : au-delà des bienfaits que ces prières sont censées vous apporter, que ce monde merveilleux illumine aussi votre vie.

Patrick Pasin
Éditeur

P. S. À l'exception des notes de bas de page, chaque mot à venir provient de l'Empereur Jaune – en tout cas, l'être connu sous ce nom depuis cinq millénaires à qui nous nous sommes adressés –, même le classement par thème, l'ordre des prières, les explications... Tout. Quant à la ponctuation, ne soyez pas surpris : il a souhaité qu'elle soit minimale.

Nous lui avons demandé aussi de rédiger une introduction. Quoi de plus « normal », n'est-ce pas ? C'est donc maintenant que tout commence.

Introduction

Nous sommes tous doués de capacités extrasensorielles. Nous possédons tous la faculté d'aider à la guérison par le pouvoir de l'intention ou de la prière.

Dénuée de son aspect religieux, la prière est un moyen puissant de se connecter consciemment aux énergies. Les mots délivrent leurs bulles de sens et de symboles, ils atteignent les profondeurs de l'âme.

Cette pensée dirigée en appelle au bon, l'espoir est son vecteur de détermination. C'est lui qui permet la persévérance, la réunion des énergies en un même point de délivrance.

Le recueillement, l'entrée profonde en soi-même est nécessaire, car c'est à l'intérieur que brûle le feu sacré de la compréhension de la Vie.

De tous temps, chamans, sorciers, druides ont accompagné leurs soins du Verbe sacré pour insuffler la force à leurs protocoles.

Ces prières sont des alliées extraordinaires et précieuses.

Elles autorisent toute personne à s'engager pour le bien de l'Humanité, attitude altruiste qui délivre l'ego de ses voiles aux satisfactions éphémères.

Chaque prière prononcée avec conviction emportera sur ses ailes de messagère la certitude que l'Univers offrira le plus juste à l'individu. Et nous devons avoir la sagesse d'accepter ce qui est.

C'est dans cette confiance mutuelle que naissent les miracles.

L'Empereur Jaune

Prier

Lorsque l'on souhaite obtenir l'aide d'une prière, il est essentiel d'orienter l'intention. D'abord, il est nécessaire de se focaliser mentalement sur le sujet ou la zone (s'il s'agit d'un soin) à traiter, c'est-à-dire avoir une pensée à l'endroit où l'on souffre. Ensuite, il ne suffit pas seulement de lire les mots : c'est en les répétant en boucle qu'ils agissent. Les psalmodier gaiement. Ils acquièrent aussi plus de puissance s'ils sont prononcés avec profondeur et l'intention réelle d'obtenir la « guérison » du corps ou de l'esprit.

Il est important de maintenir tout au long de la journée une pensée en lien avec la demande. Nous pouvons reprendre la prière pour la réciter, mais nous pouvons utiliser d'autres moyens de garder le fil. C'est pourquoi il est intéressant de créer un endroit dédié chez soi où l'on peut déposer la prière, une photo de nous ou de la personne pour laquelle nous demandons la réalisation, des bougies ou tout autre objet symbolisant ce continuum et le fait que nous tenons un engagement au travers de la prière.

La santé

Prière pour la pensée créatrice en santé

Cette prière s'adresse aux personnes malades qui désirent in-suffler le mantra de la guérison en elles. Elle permet de prendre conscience des liens qui existent entre corps et esprit. Elle invite à développer la foi en nos forces protectrices et en la puissance de notre mental.

À réciter matin et soir (plus si souhaité) durant la période de traitement et la convalescence.

Prière pour la pensée créatrice en santé

Pensée magique ou pensée illusoire
Ma pensée est ma foi
Finies ses accroches avec mon mental
Ma pensée se dirige vers mon cœur
Je reçois cette pensée d'amour, de paix et de guérison

Installée au fond de mon cœur, elle irradie
Elle communique à mes organes
Que l'énergie de mon corps est stable et pure

Je n'ai plus à m'en faire
L'Univers travaille pour moi
Il maintient la pureté des fils conducteurs
Et nourrit chacun de mes organes

Mon corps ne fabrique plus rien
Qui ne lui soit nécessaire pour fonctionner
en harmonie
Je suis sain(e) d'esprit et de corps

Prière pour le maintien en santé

Cette prière agit pour la prévention. Elle s'adresse à toute personne désireuse de conserver un excellent état de santé.

À réciter régulièrement une fois par jour durant une période de dix jours. À renouveler tous les mois. Chacun peut adapter son protocole en fonction de son ressenti.

Rappelons que la force d'une prière est la répétition. La réciter une fois aura donc moins d'impact que prononcée plusieurs fois et en conscience.

Prière pour le maintien en santé

Énergies impalpables
Sachez œuvrer
Pour que mon corps et mon esprit
Fonctionnent en harmonie
Oubliant les contraintes
Et les limitations

Esprit vaporeux
Biochimie en éveil

Je suis un être heureux
Qui possède toutes les compréhensions
Je rends grâce aujourd'hui
Pour l'équilibre et la vie qui me traverse

Prière pour la douleur

Cette courte prière s'adresse à toute personne ressentant une douleur vive et pénible. Elle peut aussi servir de mantra pour les douleurs chroniques.

À réciter autant de fois que nécessaire.

Prière pour la douleur

Maîtres de l'Univers inconnus et bienfaiteurs
Agissez pour moi

Que d'une enclume
La douleur soit transformée en plume

Prière pour optimiser
une opération chirurgicale

Cette prière peut être utilisée par toute personne ayant à subir une opération chirurgicale. Elle permet d'optimiser la qualité du soin et les chances de récupération.

À réciter matin et soir les jours précédant l'opération si celle-ci est programmée. Pendant la durée de l'opération, laisser une photo de la personne à l'intérieur du livre sur la prière dans un endroit de recueillement dédié. Reprendre la prière une fois l'opération terminée, deux fois par jour, matin et soir minimum ou plus si nécessaire jusqu'à guérison.

Prière pour optimiser
une opération chirurgicale

Maîtres guérisseurs, anges du soutien
C'est avec une confiance absolue
Que je vous confie mon corps
Qui va subir une opération pour … (décrire
ou nommer l'opération)
Je suis vulnérable, sans maîtrise
Alors je compte sur vous

Baignez-moi de votre présence
Pour que l'opération réussisse
Avec l'accord bienheureux de chacune
de mes cellules

Que ma convalescence rayonne
Sous le soleil étincelant de la guérison

Que je sois transformé du corps à l'esprit
Du cœur à l'âme
Car tout est lié au Tout

Prière pour la santé d'un proche

Cette prière sera utile à toute personne souhaitant envoyer de bonnes pensées de rétablissement à un proche.

À réciter durant toute la durée du traitement et de la convalescence une fois par jour. Le reste de la journée, poser à l'intérieur du livre sur la prière une photo de la personne malade avec une bougie blanche allumée à proximité le plus souvent possible.

Prière pour la santé d'un proche

Ô amis de l'Univers
Aujourd'hui, j'ai besoin de vous auprès de …
(nom de la personne)
Qui souffre de … (nommer le mal)

De vos mains magiques
Faites circuler l'énergie

Libérez les barrières
Pour que le flot continu de la vie
Retrouve son sillon fleuri

Faites briller les lampions de la guérison
Agitez les drapeaux de l'appel à l'aide

… (nom de la personne) a besoin de vous
Pour retrouver la chanson qui est la sienne

Je vous remercie pour votre présence
Active et rassurante
Et m'en remets à vous
Avec confiance et amour

Prière pour la circulation des fluides (activation du chi du cœur)[1]

Cette prière et les exercices qui l'accompagnent s'adressent à toute personne dont la santé est affaiblie par un environnement toxique, empêchant les fluides vitaux de circuler librement. Elle permet la restauration des circuits par l'activation du chi du cœur.

À réciter matin et soir pendant toute la durée de l'inconfort.

Pour stimuler le chi du cœur :

– sur le chakra du cœur, entre les deux seins, déposer quelques gouttes d'huile végétale[2] mêlée à trois gouttes d'huile essentielle de mandarine. Prendre quelques instants pour s'imprégner de cette délicieuse odeur.

– s'installer confortablement, en position assise ou couchée ;

– se grandir pour étirer toute la colonne vertébrale ;

– ouvrir son cœur en redressant les épaules ;

– placer sa main droite sur le ventre (sur le nombril) et la main gauche sur le cœur ;

– inspirer généreusement, poumons et ventre (compter jusqu'à 5) ;

– maintenir l'inspiration (compter jusqu'à 2) ;

– expirer lentement (compter jusqu'à 5) ;

– répéter ce cycle cinq fois minimum.

---

1. NdÉ : Le chi est un fluide non perceptible qui crée et anime l'univers et toute forme de vie, dans les cultures asiatiques.
2. NdÉ : L'huile d'amande douce se prête très bien à ce protocole, mais peut être remplacée par tout type d'huile végétale, dont l'huile d'olive vierge.

Prière pour la circulation des fluides
(activation du chi du cœur)

Médecin du ciel, protecteur et éveilleur
Aide mes fluides et flux
À se réguler

Pulsation parfaite dans les tunnels enserrés
Les fluides me donnent souplesse et agilité

Aide-moi à dissoudre les plaques,
À disloquer les déchets
Pour que mon corps respire à sa mesure

Emmène-moi sur les sillons de la paix
Où aucun blocage ne viendra freiner ma course

Je me remets entre tes mains
Avec tout mon amour

Prière pour les miracles

Cette prière permet de convoquer en toute sécurité les instances invisibles qui œuvrent pour concourir au bien de l'Humanité. Pour la personne qui récite cette intention, il s'agit d'une profession de foi accompagnée d'un lâcher-prise total. Le miracle n'est pas obligatoire, il intervient quand tous les paramètres sont justes pour l'être.

À réciter deux fois par jour (ou plus si l'on en ressent le besoin), en pensant fortement à la personne en difficulté. Le reste de la journée, poser à l'intérieur du livre sur la prière une photo de la personne malade avec une bougie blanche allumée à proximité le plus souvent possible.

Prière pour les miracles

Accueille d'abord toutes les compréhensions
Accepte ensuite l'intelligence de la vie
Accueille avec certitude qu'il existe une logique
Accepte avec humilité de ne pouvoir tout percevoir
Ta demande est-elle juste ?

Tu peux maintenant prier
Pour que l'aura de lumière t'enveloppe
(ou enveloppe … nom de la personne)

Par la force de cette intention
Maîtres, guides et protecteurs
Accordez-moi ce miracle
Que votre flèche d'amour et de vérité
Décochée avec la plus grande précision
Atteigne le mal
Pour le désintégrer, l'annihiler, le transformer

Puissent toutes les armées du bien
Allumant leurs torches à l'unisson
Me guérissent (ou guérissent … nom de la personne)
De ce qui me (le/la) fait souffrir
Et qu'elles susurrent à mes oreilles
Les conseils avisés
Pour que ce chemin ne soit pas vain
Pour qu'il soit celui de l'avènement,
De l'ouverture et de la clarté

Prière pour les énergies nocives

Cette prière est préconisée lorsque la personne se sent affaiblie, influençable ou en état de soumission dans des relations toxiques.

Elle permet à l'individu de retrouver son énergie propre. Les énergies parasites sont considérées comme nocives car ne faisant pas partie de l'être. Ainsi, par la force de l'intention, la personne convoque à elle les meilleures forces.

À réciter lentement en s'imprégnant de chaque mot au minimum deux fois par jour jusqu'au mieux-être.

Prière pour les énergies nocives

Ô toi, source pure, lumineuse et irradiante
Toi qui animes mon être
Toi qui es le souffle

Incorpore mon être de toute ta puissance
Incorpore mon mental de toute ta présence
Afin qu'aucune autre puissance ne s'infiltre

Tu es lumière, joie et force de vérité
Tu es l'Unique, le sensible et l'amour

Tu fleuris chaque être
Et ne te laisses envahir par aucune mauvaise herbe
Tu es l'Unique, la joie et l'amour
La seule énergie
Dont mon corps et mon esprit ont besoin

Je t'accueille en moi et repousse toutes les autres
Tu es l'Unique, la joie et l'amour

Je ne m'accroche qu'à toi
Sauveur et guérisseur venu de l'éternité

Prière pour optimiser
une préparation de soin

Cette prière est destinée à renforcer l'efficacité des traitements et insuffler l'intention de guérison. Elle s'adresse aux médecins, thérapeutes, mais aussi à toute personne désirant optimiser les chances de succès de son traitement.

Si la taille des médicaments le permet, il est possible de les placer durant toute la durée du traitement à l'intérieur du livre sur la prière. À réciter sur l'instant pour tout traitement irrégulier. Peut s'utiliser à la maison comme à l'hôpital.

Prière pour optimiser
une préparation de soin

Élixir de vie
Philtre de l'amour divin
Sois le nectar
Sois le miracle

Décuple ta puissance par la grâce
Et génère des ondes de guérison vibrantes

Chaque parcelle de peau ou de muqueuse
Chaque cellule est à ton écoute
Et s'emplit de ton énergie bienfaitrice

La croissance spirituelle

Prière pour le jour qui se lève

Cette prière est destinée à éveiller l'âme au commencement d'une nouvelle journée. Elle permet de s'emplir d'énergies positives, de s'en remettre aux plus hautes sphères et de rendre grâce.

À réciter le matin au réveil, face au Soleil ou en direction du soleil levant si l'on ne peut l'apercevoir.

Prière pour le jour qui se lève

Ô jour précieux qui se lève
Accueille mon être en éveil
Irradie mon corps et mon âme
De ton énergie dynamisante

Permets-moi d'accomplir la volonté divine
À travers mes pensées, mes paroles et mes actes

Que mon être soit ouvert
Au passage de la Source
Avec confiance et lâcher prise

Tout a une direction
Et je prends le chemin
Le plus juste

Prière pour retrouver la foi, l'énergie

Cette prière est à prononcer par toute personne qui se sent déstabilisée, bousculée dans ses repères, ayant perdu confiance en elle et en la vie. Elle permet de se raccrocher à l'énergie divine pour retrouver sens et vigueur dans sa vie.

À réciter matin et soir durant un minimum de dix jours. Renouveler si nécessaire.

Prière pour retrouver la foi, l'énergie

Ô clarté céleste
Toi qui engendres la vie
Ta force se répand en moi
M'inonde et me canalise
Elle attise mes pensées
Semant joie et amour

Redonne-moi la foi en ta puissance
Permets-moi de guérir de ce qui doit mourir
Car ce n'est pas toi, ce n'est pas moi

Protège-moi des abîmes obscurs
Rapproche-moi de la rive salvatrice
Place devant moi les phares de la sagesse
Et romps le pacte de l'illusion
Pour qu'enfin j'existe

Donne-moi le courage de puiser en toi
L'oxygène de la vie
Entoure-moi solidement de tes bras enchanteurs
Je ne trouve refuge qu'en toi

Je mérite pleinement que tu prennes soin de moi
J'accepte que ton énergie enthousiaste
Installe la paix en moi
Merci

Prière pour la volonté, la détermination (activation du chi du rein)

Cette prière et les exercices qui l'accompagnent s'adressent à toute personne désireuse de renforcer sa volonté et sa détermination. Elle permet l'activation du chi du rein.

À réciter le matin au réveil jusqu'à percevoir un mieux-être.

Pour stimuler le chi du rein :

– masser les plantes des pieds avec quelques gouttes d'huile végétale et trois gouttes d'huile essentielle de romarin des montagnes et de laurier ;

– s'asseoir sur le bord d'une chaise ;

– se pencher légèrement en avant et placer ses mains au-dessus des reins, les doigts au niveau de la colonne vertébrale. Il faut sentir ses pouces sous les dernières côtes ;

– inspirer profondément par les reins comme si l'on voulait déplacer les mains. Tout l'espace abdominal est gonflé ;

– expirer en le vidant ;

– réaliser l'exercice durant deux à trois minutes.

Prière pour la volonté, la détermination (activation du chi du rein)

Forces de l'invisible en puissance
Offrez-moi votre ténacité infaillible
Faites que de mol(le)
Je devienne inébranlable

Prière pour la vue claire
(activation du chi du foie)

Cette prière et les exercices qui s'y rattachent est préconisée lorsque l'on veut gagner en perception juste des situations. Les personnes qui s'en imprègnent ont à cœur d'être les plus efficaces possible dans leur analyse, tout en soumettant leur jugement à la Source.

À réciter matin et soir en ayant à l'esprit la situation. Cesser dès que la vision est claire et que les décisions s'entrevoient.

Pour stimuler le chi du foie :

– appliquer quelques gouttes d'huile végétale mêlée à trois gouttes d'huile essentielle d'angélique sous les côtes en regard du foie et imaginer sur cette zone un paysage net et agréable ;

– respirer calmement ;

– puis effectuer cet exercice de respiration : debout ou assis si l'on connaît bien l'exercice, prendre un point fixe à quelques mètres devant soi ;

– inspirer profondément par le nez et le ventre ;

– souffler d'un coup sec et maîtrisé, comme si l'on voulait décocher une flèche sur notre cible. La force vient de l'abdomen et non des poumons ou du cou ;

– attendre que l'inspiration suivante se manifeste spontanément tout en restant détendu et répéter quatre fois l'exercice ;

– l'ensemble de la session peut être reproduite trois fois à la demande.

Prière pour la vue claire
(activation du foie)

Âme guerrière
Cesse de lutter pour l'évanescence
Mets-toi en position et prie :

Ô Univers merveilleux
Sagesse ancestrale
Je me connecte à toi
Afin que tu m'offres le discernement

Ma vue perçante
Déchire le voile de l'illusion

Le panorama de la vérité me fait face
Que chaque vision soit la tienne
Conforme au plan divin
Guide-moi pour reconnaître
Les atours séduisants
De la peur et de l'interprétation faussée
Que ma perspicacité soit ma flèche

Prière pour développer l'intuition

Cette prière est adaptée pour toute personne souhaitant développer son intuition et son acuité à percevoir les éléments impalpables.

À réciter matin et soir durant une période de dix jours. À renouveler si besoin.

Prière pour développer l'intuition

Le Ciel et la Terre ne font qu'un
L'en-haut et l'en-bas sont frères
Mon esprit ne connaît plus de mesure

L'information illimitée me parvient
Je place ma main
Sur la rampe lumineuse

Ô anges facilitateurs, assurez ma protection
Tenant à distance
Les âmes égarées et autres parasites
Dans l'orchestre de mon être

Reste à accorder le cœur
Telle une boussole fiable
Il saura me guider
Avec justesse et droiture

Prière pour les bons choix

Cette prière s'adapte aux personnes hésitantes, peu sûres de leurs capacités à faire des choix. Elle permet la lucidité et la mise à l'écart de l'ego.

À réciter deux fois par jour tant que dure l'indécision.

Prière pour les bons choix

Guides supérieurs du monde céleste
Anges de bonté et de générosité
Je me place à vos côtés
Pour écouter

Aidez-moi à reconnaître
Avec perspicacité

Aidez-moi à opter
Pour la meilleure solution

Aidez-moi à embrasser
Tous les possibles
Avec raison et sans regrets

Que ce choix soit en accord
Avec les lois de l'Univers
Pour magnifier mon être
Et l'aider dans sa réalisation

Merci

Prière pour l'ancrage et la concentration

Cette prière s'adresse à toute personne qui présente des difficultés de concentration ou d'ancrage. Elle permet de se stabiliser et de restaurer les compétences pour une meilleure adaptation à l'environnement. Elle peut être largement employée avec les enfants présentant des troubles attentionnels.

À réciter le matin au réveil pour un début de journée en conscience. À répéter jusqu'à apaisement des symptômes.

Prière pour l'ancrage et la concentration

Que mon esprit arrête sa course
Qu'il se place sur son trône
Maître de ses turbulences
Calme et présent au monde

J'écoute et observe
Tous mes sens sont en éveil

Je suis les rails de la persévérance
Je conduis le train de l'endurance
et de la constance
Pour atteindre la gare de mes objectifs

Les sentiments

Prière pour les émotions

Cette prière est destinée aux personnes émotives par nature ou ponctuellement bouleversées par une situation. Elle permet l'acceptation de l'état de déséquilibre d'abord, puis de quitter les sentiers de la plainte.

À réciter matin et soir en période d'hypersensibilité accrue ou sur le moment d'une situation désagréable. Renouveler autant de fois que nécessaire jusqu'au mieux-être.

Prière pour les émotions

Ange céleste, maître de paix
Quel est ce vacarme qui gronde au fond de moi ?
Je me suis égaré de ma condition infinie
Celle qui maîtrise la connaissance en toute chose

J'ai besoin de me recentrer
De me reconnecter à l'âme
Qui habite cet espace corporel

Je ne suis pas la pensée, fulgurante et impulsive
Je suis la sagesse, la tempérance

Illumine chaque parcelle de mon esprit
Avec tes lampions de lucidité
Pour que je ne confonde pas ego et vérité
Détache avec moi
Les lianes de colère, de tristesse ou de rancœur
Car elles enserrent mon âme et l'étouffent

J'ai besoin de toi, ange précieux
Pour me faire connaître mes faux pas
Les émotions que je ressens
Ne sont qu'une interprétation
D'autres joueraient ce rôle bien différemment
Alors, je choisis ta voix pour écouter
Ta voix pour m'exprimer

Prière pour la tristesse

Cette prière est efficace pour toute personne ressentant un épisode de tristesse ou de déprime passagère. Elle redonne confiance.

À réciter autant de fois que désiré dans les épisodes de tourmente (deux fois par jour minimum, matin et soir).

Prière pour la tristesse

Mon corps est une tristesse
Gémissant, s'égarant
Dans les limbes oubliés de mon cœur
L'abîme est grand, les parois trop lisses
Tu me l'as dit un jour :
« Surtout ne pas sombrer »

Donne-moi l'indispensable élan
Pour soigner mon âme blessée
Soutiens-moi tel l'ami constant
Grâce divine imperturbable

Prends soin de moi
Dans cet instant tourmenté
Place devant moi les pas éclairés
Dans lesquels je marcherai
Vers le renouveau

Prière pour la peur

Cette prière est à utilisée par toute personne en proie à des sentiments de peur. Elle permet de retrouver calme et apaisement. Elle peut s'employer auprès d'enfants, car, même si elle est difficile à comprendre, les mots joueront leur rôle de guérison.

À réciter sur l'instant ou une fois par jour s'il s'agit d'une impression diffuse. À renouveler autant que souhaité jusqu'au mieux-être.

Prière pour la peur

La peur m'étreint
Elle m'envahit
Me réduit à néant
Quel est son message ?
Quelle évidence veut-elle que je regarde ?

Dans mon monde intérieur
Je me réfugie
Un dôme protecteur et solide
Délimite mes espaces

Ô merveilleux guides de l'infini
Freinez mon esprit vagabond
Ordonnez-lui de s'asseoir bien sage
Et de contempler la vie

Je m'arrête et dépose
Sur l'écran de mon avenir
Les prémisses de la métamorphose

Prière contre la jalousie

Cette prière s'adresse à toute personne en proie à des sentiments de jalousie. Elle permet de relativiser et de projeter des pensées d'amour.

À réciter lorsque le cœur s'étreint, en toute conscience. Si le mal-être est diffus, augmenter les prières au rythme de deux fois par jour. Cesser lorsque le sentiment de jalousie a disparu.

Prière contre la jalousie

Ô maître de sagesse
Mon être est disloqué
La jalousie me ronge
Et je ne me retrouve pas

Le labyrinthe étroit
Entortille ses lacets infernaux
Et la sortie ne m'apparaît plus

Ma vision est déformée
Ma pensée s'est enfermée
Je veux quitter cette prison des émotions

Permets-moi de prendre mon envol
D'observer et de canaliser
Pour explorer la terre fleurie
De mes sentiments les plus purs

Prière de détachement
(pour les personnes)

Cette prière est destinée aux personnes ne parvenant pas à se détacher d'une relation. Elle permet de se décentrer et de canaliser son énergie vers d'autres buts.

À réciter deux fois par jour, en s'aidant d'une photo de la personne seule si besoin. À renouveler autant de fois que nécessaire.

Prière de détachement

Mon Père, ma source de vie
Par cette prière, je te demande de m'aider
A me détacher de celui/celle
Qui m'a amarré(e) à lui/elle

Ses cordages sont serrés
Mais grâce à toi, je peux les rompre
Afin de retrouver le plein contrôle de mon être

Il/Elle ne contrôle plus ma vie
Ni mes pensées
Il/Elle est individu
Prenant son envol vers d'autres sphères
d'autres relations

Et moi, je me relie à toi pour fusionner
Je ne garde en moi que le meilleur
Que les souvenirs que je fais grandir

Je n'arrose que les fleurs du bonheur
Afin de me créer un espace joyeux
Le reste s'envole avec cette prière
Et la lumière emplit l'espace qui se libère

Je suis un/une avec moi-même
Je suis fier/fière de moi et de mon accomplissement
Je peux fonctionner
Comptant sur mes ressources internes puissantes

Je te remercie

Prière de détachement
(pour les situations)

Cette prière s'adresse aux personnes en proie à une situation qui leur paraît inextricable. Malgré tous leurs efforts pour s'en détacher, elle continue de distiller en eux de mauvaises pensées, des comportements inadaptés ou souffrants.

À réciter deux fois par jour en conscience jusqu'à mieux être par rapport à la situation.

Prière de détachement

Mon Père, ma source de vie
Par cette prière, je te demande de m'aider
À me détacher de cette situation
(citer brièvement la situation)
Qui m'a amarré(e) à elle

Ses cordages sont serrés
Mais grâce à toi, je peux les rompre
Afin de retrouver le plein contrôle de mon être

Elle ne contrôle plus ma vie
Ni mes pensées
Je me relie à toi pour fusionner

Je n'arrose que les fleurs du bonheur
Afin de me créer un espace joyeux
Le reste s'envole avec cette prière
Et la lumière emplit l'espace qui se libère

Je suis un(e) avec moi-même
Je suis fier(e) de moi et de mon accomplissement
Je peux fonctionner
Comptant sur mes ressources internes puissantes

Je te remercie

Prière pour dénouer
une relation conflictuelle

Cette prière est destinée à toute personne qui se sent prisonnière d'une situation conflictuelle. Par ces mots, elle témoigne d'un désir profond de s'engager dans une relation de respect et de paix.

À réciter deux fois par jour, matin et soir, en visualisant la personne concernée ou avec l'aide de sa photo, jusqu'à résolution du conflit.

Prière pour dénouer
une relation conflictuelle

Qui vois-je ? Que vois-je ?
Puissé-je prendre de la hauteur
Et m'exiler un instant
Découvrir dans mon être profond
Les raisons de la passion

Est-ce possible de partager
Doutes, colère, ressentiments ?
Est-il pensable d'y mettre un peu d'amour ?

Ma volonté est de développer en mon cœur
Compassion, compréhension et discernement

Tel l'aigle affairé à la chasse
Je poursuis mon objectif
Celui de ne pas blesser
Tout en sachant m'exprimer

Chères protections divines
Faites que de pensées éphémères
Mes résolutions frayent un chemin
De réconfort et de paix

Les âges de la vie

Prière pour l'accueil d'une nouvelle âme

Cette prière s'adresse à toute personne souhaitant placer une naissance sous les meilleurs auspices. Elle permet accueil et protection de l'enfant.

À réciter le matin à la convenance et au rythme de chacun.

Prière pour l'accueil d'une nouvelle âme

Une nouvelle âme
Au pétillement de la vie
A choisi de germer
Comme un lever de soleil tout neuf,
Un printemps heureux tant attendu

Que ces nouvelles cellules frémissantes
Battent d'un même unisson
Amenant sur Terre
Un petit être tout menu

Que les protections divines
Ouvrent leurs parachutes de soie
Pour une existence dorée et colorée

La guilde éternelle des anges dévoués
Déroule son tapis de bienvenue
Et attise une par une
Les lumières féeriques de l'amour

Prière pour les stades de l'enfance

Cette prière s'adresse aux parents souhaitant aider leurs enfants à passer les caps de l'enfance. Elle permet acceptation et dépassement de soi pour grandir en sécurité.

À réciter une fois au réveil le temps de la période de perturbations. La photo de l'enfant peut être posée à l'intérieur du livre sur la prière durant la journée.

Prière pour les stades de l'enfance

Je grandis
Bientôt je serai un homme (ou une femme)
Vois comme je m'étire, comme je m'élance
Aide-moi à franchir les rocs
Les montagnes invincibles
Aide-moi à franchir
Les lacs frémissants
Les océans indomptables
Ouvre avec moi la malle aux trésors inédits
Raconte-moi encore les merveilles qui m'habitent

En moi coule la source du bonheur
Claironnant dans son tumulte arrogant
Que je suis valeureux(se) et foisonnant(e)

Je franchis les étapes de la vie
Je suis confiant(e) et rassuré(e)

Prière pour les adolescents

Cette prière s'adresse à toute personne désireuse d'aider un adolescent à progresser dans les stades d'évolution vers l'âge adulte. L'adolescent lui-même peut réciter cette prière dans les moments de doute et d'incompréhension.

À réciter le matin pendant toute la durée de la perturbation. La photo de l'adolescent peut être posée à l'intérieur du livre sur la prière durant le reste de la journée.

Prière pour les adolescents

Étape décisive dans mon corps changeant
Mes repères bougent
Et je ne me reconnais plus
Tantôt effervescent, tantôt recroquevillé
J'attends que s'installe en moi
Les piliers de ma vie
J'ai besoin de force et d'audace
Je ne sais pas toujours comment dire
Alors écoute le chant timide de mon cœur
Puisses-tu lui offrir en écho
La récolte de tes expériences
J'appelle qui je suis
Je ne sais pas qui répond

Dans cette aventure bouleversante
Appose tes joyaux d'amour
Pour me rendre stable et paisible

Prière pour une ménopause sereine

Cette prière est très efficace pour aider les femmes traversant les sentiers de la ménopause. Elle permet une autre vision de ce passage et restaure la confiance en son féminin sacré.

À réciter dans les moments de perturbations, le matin, autant de jours que souhaité.

Prière pour une ménopause sereine

Mon appel ne saura rester sans réponse

Votre présence, telle le pas feutré des anges
M'accompagne en ce moment de transition
Mon corps change, se rebelle parfois
M'entraînant dans des sillages inconnus
Perturbant mon esprit vulnérable
Pourtant, j'entends le message
de ce deuxième printemps
M'indiquant une nouvelle voie

Vous me murmurez
Que de nouveaux mondes s'ouvrent à moi
J'entends

Aidez-moi dans ce chemin d'adaptation
Aidez-moi à me défaire
Des projections d'une société mal informée

La ménopause n'est pas la mort
Elle est l'opportunité enfin saisie
De libérer mon énergie glorifiée
D'arborer ma couronne de sagesse
D'offrir en partage ma connaissance

Puissent les inconforts cesser
Dans la compréhension
Et l'accompagnement de mon être

Puisse la joie exister
Dans l'amour
Et la solidarité pour chaque être

Prière pour mieux vivre le grand âge

Cette prière est destinée à toute personne entrant dans le grand âge. Elle insuffle énergie et confiance. Elle peut être utilisée en établissement pour personnes âgées.

À réciter à la demande, pour se reconnecter à son être profond.

Prière pour mieux vivre le grand âge

Je prends soin de mon âge
Car à lui seul
Il renferme les perles de mon chapelet
Assis(e) sur le banc de ma vieillesse
J'accroche au firmament
Les étoiles scintillantes de mon passé

Puissé-je avoir la sagesse d'attendre et d'entendre
Puissé-je ne pas regretter
Et m'installer de toute mon âme
Dans le doux fauteuil de la sérénité

Mes douleurs, mes limitations
Je te les offre
Pour qu'en retour naissent en moi
Les désirs inattendus

Permets-moi d'atteindre les cimes
Conscient(e) et résolu(e)
Pour que de là-haut
Je perçoive les lanternes
De la lumière éternelle

La vie professionnelle

Prière pour la vocation

Cette prière est à utiliser par toute personne hésitant sur son chemin de réalisation et souhaitant se rapprocher des vœux de son âme. Elle permet de sécuriser les chemins de réflexion et de libérer l'intuition pour lui faire confiance.

À réciter une fois par jour le matin durant la période souhaitée.

Prière pour la vocation

Telle la fleur frétillante, prête à éclore
Je cherche ma voie
À l'appel de mon destin

Faites pleuvoir sur moi
Les gouttes du discernement

Fermez les parapluies
Pour que je sache regarder

Chaque perle de pluie
Reflète un message
Celui que vous avez pour moi
Pour réaliser au mieux ma vocation

Merci

Prière pour consacrer un projet

Cette prière est destinée à toute personne désireuse de placer un projet sous le signe de la réussite.

À réciter au moment du lancement du projet ou tout au long de sa réalisation selon ses souhaits.

Prière pour consacrer un projet

Que ce projet
Abouti sous les meilleurs auspices
Reçoive la consécration qu'il mérite
Qu'il soit guidé par
La reconnaissance
Le succès
La prospérité

L'autre rive

Prière pour le moment de l'envol

Cette prière spéciale est destinée à toute personne en présence d'une âme qui s'envole. Elle permet d'agir sur l'instant, pour aider l'âme à réaliser qu'elle quitte la Terre, pour la guider vers les meilleurs stades d'évolution.

À réciter dans les instants qui suivent le décès, lentement, autant de fois que la personne accompagnante le ressent.

Prière pour le moment de l'envol

C'est le moment de l'escorte finale
De la reconnaissance du passage

Âme gracieuse livrée à son envol
Vois comme tu es accompagnée

Tu t'évapores, tu t'élances
Et dans les bras de ceux qui t'aiment
Se dégagent les parfums de l'amour éternel

Sens comme tout est différent
Oui, tu es libéré(e) de tes chaînes

Des entraves de ton corps
Et pourtant tu existes toujours

Vois comme le ciel est vaste
Entends la louange des anges et repose-toi
Il te faut admettre que tu es mort
Mort d'un corps devenu inutile
Mais tellement riche dans l'âme

Tu es léger, si léger
Et pourtant si présent
Reste conscient malgré les changements

Absorbe la transformation
Tu vis la mort
Comme le papillon vit la métamorphose

Tu oublies ton corps
Mais ton âme reste intacte
Tu oublies ta terre
Mais tu gardes le souvenir des tiens

Tout est calme désormais
Tout est silencieux
Tu baignes dans la lumière éclatante et douce

Prière d'accompagnement à la mort

Cette prière inestimable est un cadeau offert à la personne sur le départ. C'est un réel accompagnement, comme la main de l'adulte réconfortant qui enveloppe celle de l'enfant apeuré. Elle permet d'orienter le chemin vers la lumière et les meilleures entités de soutien. Elle s'adresse à toute personne en contact avec un mourant et désireuse de l'aider à un envol serein.

À réciter dans les derniers instants avec ou sans la personne, autant de fois que souhaité. Cette prière gagne en puissance lorsqu'elle s'effectue à plusieurs, dans une ambiance feutrée, douce et parfumée de bougie et d'encens. Certaines personnes apprécient la musique sacrée. Sachez créer l'environnement sécurisant qui lui convient.

Prière d'accompagnement à la mort

Guides, anges, archanges
Âmes voyageuses des sphères lumineuses
Quelle que soit votre nature
Quels que soient vos horizons
C'est avec insistance que je vous demande
De prendre soin de ... (nom de la personne)

Je vous prie pour que vous embrassiez cette âme
De tout votre amour

Que celui-ci soit mille fois puissant
Mille fois irrésistible
Afin que l'âme de ... (nom de la personne)
Ne soit attirée que par la lumière

Aux odeurs d'encens
Se mêlent celles des arbres centenaires
Ceux qui ont vu, senti, entendu tant d'histoires

Que la sagesse du monde, connaissant la roue
De la vie et de la mort
Permette à ... (nom de la personne) de passer
de l'une à l'autre
En douceur, en extase

Que toutes ses qualités s'envolent avec lui
Afin de fleurir son âme et son cœur futur

Emmenez-le, si telle est la destinée
Emmenez-le vers les cieux accueillants
Laissant derrière pleurs et attachements

Prenez soin de lui / elle
Prenez soin de cette âme sur le départ
Je la remets entre vos mains
Pour l'éternité

Prière pour âmes en perdition

Cette prière est à réciter pour les âmes décédées dans des conditions traumatiques.

À prononcer lentement mais avec ferveur, à la nuit tombée durant 30 jours.

Prière pour âmes en perdition

Enfermer dans la tombe les bourgeons amers
Les fleurs avortées
Les soleils noirs

Brûler dans le feu
Les scories invisibles de l'enfer
Les actions délétères
Les manteaux d'égoïsme

Par cette incantation, Grande Source divine,
Je t'implore d'aider l'âme de … (nom de la personne)
Courageuse et volontaire
Pour qu'à chaque pas
Elle suive le firmament de sa rédemption

Que les éclairs deviennent des étoiles de chance
Que le vide se comble d'amour
Que cette âme se recharge de l'énergie divine

Par cette incantation, Grande Source divine,
Je te remercie de veiller
À ce que jamais elle ne rencontre
Les êtres infâmes

Je te remercie de l'emmener au son
de ta douce mélodie
Pour une harmonie éternelle

Les thérapeutes

Prière pour le début des soins

Cette prière est essentielle à tout thérapeute ou soignant désirant débuter un soin. Elle permet de créer une bulle protectrice pour soi et le patient, de convoquer les meilleures énergies pour la séance.

À réciter une fois avant le soin, en visualisant une bulle de protection et de lumière autour de soi, puis autour du patient.

Prière pour le début des soins

Que l'Univers soit mon armure, du Cosmos à la Terre
Enveloppé(e) de lumière, je ressens
Ce mur de protection puissant qui me sécurise
Que l'amour envahisse l'espace
Et agisse pour la guérison

Seigneur,
Que ce soin apporte à … (nom de la personne)
Toute la force de la guérison
Par ton amour et ta constante présence
Amen[3]

---

3. NdÉ : Ce mot peut surprendre, car il n'appartient ni à l'époque ni à la culture de l'Empereur Jaune. Lorsque nous l'avons interrogé sur « Amen », il a répondu qu'il est nécessaire d'utiliser le langage pouvant être compris par celles et ceux à qui est destiné le soin.

Prière pour la fin des soins

Cette prière est essentielle à tout thérapeute ou soignant ayant terminé les soins. Elle permet d'évacuer les énergies toxiques et de vérifier que son bouclier de protection est intact.
À réciter une fois après le soin en conscience, dans le calme. Renouveler une fois si la séance a été particulièrement éprouvante.

Prière pour la fin des soins

Énergies cosmiques, énergies terrestres,
énergies célestes
Unissez vos forces pour régénérer
Mon âme, mon corps et mon esprit

Tout doit être relié dans un réseau efficace et sain
Tout doit fonctionner en mon nom propre

Je laisse à l'Univers le soin de laver,
transformer, sécuriser
Moi, je ne suis que messager(ère), transmetteur(trice)
Je ne garde aucun miasme, aucune attache

Tout est rendu à l'Univers
Pour apporter à l'autre ce dont il a besoin

Les animaux

Prière pour l'accueil d'un animal

Cette prière s'adresse à toute personne souhaitant favoriser l'accueil d'un animal à la maison.

À réciter au moment de l'accueil, une fois par jour durant la période d'adaptation.

Prière pour l'accueil d'un animal

Quelle est la frontière entre lui et moi ?
Il se peut que nous soyons frères
… (nom de l'animal) intègre notre foyer
Et la joie étreint notre cœur

Merci de nous aider
À l'aimer, à le choyer, à le comprendre
Faites que notre écoute
Soit celle du cœur et de la bienveillance

Hommes et animaux sont frères
Faites que nous nous apportions mutuellement
Dans les rires et la complicité
Pour l'élévation des espèces
À l'échelle de l'Univers

Prière pour un animal malade

Cette prière s'adresse à toute personne souhaitant favoriser la santé de son animal.

À réciter une fois par jour durant toute la durée du traitement et de la convalescence de l'animal. Il est possible de laisser la photo de l'animal à l'intérieur du livre sur la prière le reste de la journée.

Prière pour un animal malade

Ô anges des animaux
Prenez soin de … (nom de l'animal)
Malade et affaibli

Passez vos pommades célestes
Sur son corps sans énergie
Administrez-lui les pilules de tendresse
Pour que bien vite
… (nom de l'animal) soit sur pattes
Vigoureux et joyeux

Les lieux

Prière pour purifier un lieu

Cette prière s'adresse à toute personne désireuse de purifier un lieu. Elle permet le dégagement des entités résiduelles toxiques et la restauration d'une énergie pure à l'intérieur du lieu.

À réciter une fois avec le protocole de purification. Renouveler l'ensemble du protocole si besoin.

Protocole de purification à réaliser en même temps qu'est prononcée la prière :

– faire un bouquet de fumigation avec de la sauge blanche et du romarin ;

– effectuer de grands gestes avec le bouquet pour bouger les énergies du lieu en partant des coins, puis en ayant des mouvements de haut en bas et sur les côtés ;

– laisser la pièce fermée jusqu'à ce que les fumées cessent ;

– ouvrir pour aérer et faire des courants d'air si possible. Terminer le soin en faisant brûler un encens de résine (myrrhe) par exemple pour réénergétiser le lieu ;

– renouveler l'opération si le lieu est très chargé.

Prière pour purifier un lieu

Aucune ombre, aucun reflet
Aucune trace
Que ce lieu unique vibre pour lui-même
Sain et débarrassé de ses parasites indolents
De ses êtres en errance

Les fumées des plantes guérisseuses
Enferment les indésirables énergies
Et pansent les plaies
Des auras défraîchies

Ce lieu pulse d'amour
Et m'accueille à son autel
Pour une épopée nouvelle
Avec santé et protection

Les plantes

Prière pour la croissance des plantes

Cette prière s'adresse à toute personne sensible au bien-être des plantes. Elle aidera à stimuler la croissance et à limiter l'apparition des maladies ou des parasites.

À réciter au moment de la plantation ou en cas de faiblesse de la plante.

Prière pour la croissance des plantes

Être vivace en éveil
Branches (ou tiges) dynamiques

Racines impatientes
De propulser leur sève vivante

J'en appelle à toutes les énergies subtiles
Pour t'insuffler santé et croissance vigoureuse
Ainsi soit mon plan

Table des matières